Dr C. DELVAILLE

AUTOUR D'UNE ÉPIDÉMIE

BAYONNE 1837-1897

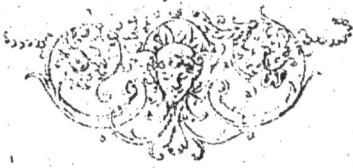

PARIS

A. MALOINE, éditeur

23-25, RUE DE L'ÉCOLE DE MÉDECINE, 23-25

1898

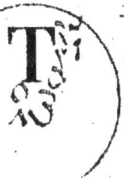

D' C. DELVAILLE

AUTOUR D'UNE ÉPIDEMIE

BAYONNE 1837-1897

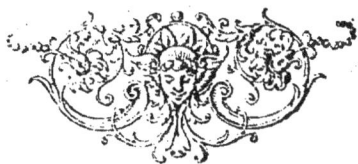

PARIS

A. MALOINE, éditeur

23-25, RUE DE L'ÉCOLE DE MÉDECINE, 23-25

1898

AUTOUR D'UNE ÉPIDÉMIE

BAYONNE 1837-1897

§ 1

J'ai été témoin cette année, à Bayonne, d'une épidémie de méningite cérébrospinale qui a sévi pendant le premier trimestre sur la population civile et sur la garnison.

Je raconterai l'histoire des malades civils, d'ailleurs fort peu nombreux (quatre, dont un douteux), glissant légèrement sur les cas militaires, à propos desquels M. le docteur Geschwind, médecin principal, a écrit un travail adressé au Comité de santé de l'armée et à l'Académie de médecine. Il m'en a confié le manuscrit fort intéressant auquel j'aurai l'occasion, chemin faisant, d'emprunter quelques détails. Je remercie ici mon distingué confrère de son concours si bienveillant et si précieux.

Après avoir décrit l'épidémie de 1897, je remonterai jusqu'à l'épidémie bayonnaise et landaise de 1837, qui parut jadis être en France le réveil de la méningite cérébrospinale, dont quelques épidémies espacées s'étaient montrées au commencement du siècle.

J'aurai à montrer la maladie dans les Landes et à Bayonne, et à rechercher par où elle a commencé, quelle émotion elle a produite surtout dans le département voisin, à discuter la théorie que se sont transmise tous les épidémiologistes depuis 1837, en attribuant au 18e léger, qui n'a jamais tenu garnison dans notre ville, le transport de l'épidémie de Bayonne à Rochefort, puis à Versailles, deux villes où il a séjourné, en effet, et où il a été atteint de cette affection.

J'ai eu recours, pour essayer d'élucider ces divers points, non seulement à des recherches bibliographiques et dans diverses archives locales, mais encore au bienveillant concours de plusieurs confrères, M. le professeur Jaccoud, MM. Hahn et Dureau, bibliothécaires de la Faculté de médecine de Paris et de l'Académie de médecine ; Pitres, doyen et Bernheim, professeur des Facultés de Bordeaux et Nancy ; Boinet et Mossé, professeurs de l'école de Marseille et de la Faculté de Toulouse ; Noquet, de Lille ; Sentex, de Saint-Sever ; Chopinet, médecin des salles militaires de l'hôpital mixte de Mont-de-Marsan ; Léon Lefour, de Saint-Sever.

§ II

L'épidémie de 1897 a débuté à Bayonne par des soldats du 49ᵉ casernés à la Citadelle.

Le premier cas est celui du soldat Jean, habitant au 2ᵉ étage d'un des casernements situés au côté Nord-Ouest de la Citadelle. Il est entré à l'Hôpital le 7 février, suivi le 8, du soldat Tenaud, qui occupait le 1ᵉʳ étage du même bâtiment. Dans le même bâtiment habitaient Urruspil et Capdevielle, qui furent hospitalisés les 11 et 16 février.

Le 17 février entra Damestoy, qui logeait au 2ᵉ étage du bâtiment 3, en face. Deux habitants de ce même quartier, Pécastaing et Guerineau, entrèrent le 18. Enfin, le nommé Toussaint fut le dernier pris. Il entra le 23 février à l'hôpital. Il occupait un petit quartier au Nord, entre les deux bâtiments précédents, et il l'avait quitté depuis six jours avec sa compagnie qu'on avait envoyée loger au Château-Neuf par mesure de prudence.

Quatre de ces malades ont succombé, dont un au bout de trois mois. M. Geschwind signale en outre quatre cas douteux. Il publie dans son travail les observations faites par M. le médecin-major Cahier, à l'Hôpital militaire, sur tous ces malades ; je me dispenserai donc de les donner moi-même, me bornant aux cas civils qui sont d'ailleurs mentionnés par M. Geschwind, à l'exception de celui de M...., qu'il ne considère pas comme ayant succombé à l'épidémie régnante (1).

M..., mécanicien télégraphiste, 30 ans, est pris depuis trois à quatre jours d'éblouissements et de céphalalgie, ainsi que de difficulté d'élocution.

Le 2 février au matin, en se levant, il ne se plaint pas de la tête, mais d'un affaiblissement de la vision tel qu'il se figure qu'il y a du brouillard. Il prend son café et va au travail comme à l'ordinaire.

Vers dix heures la vision est encore diminuée, il est forcé de quitter le travail et de rentrer chez lui au bras d'un camarade. En route, il a presque une syncope. Rencontrant sa femme, il se plaint de « quelque chose » à la tête qui s'ajoute à sa quasi-cécité, et va avec sa femme chez un pharmacien qui lui donne de l'éther.

Il se couche tout habillé, s'amuse avec ses enfants, refuse qu'on vienne me chercher et essaie inutilement de dormir.

Il raconte le travail qu'il a fait ces jours derniers et attribue son malaise au maniement de composés de cuivre.

(1) Les renseignements recueillis depuis sur M..., sont plus complets que ceux que j'ai fournis au début au docteur Geschwind, et me laissent moins de doute sur la nature de sa maladie.

Il essaie de boire un bouillon, mais pris de nausées il s'arrête.

Vers deux heures, il rappelle ses enfants et, comme s'il se sentait mourir, il recommande à sa femme de bien soigner « les petits ».

La respiration devient suspirieuse, l'élocution plus difficile, puis il cesse de parler et perd connaissance.

On se décide à m'envoyer chercher; mais, ne me trouvant pas, on appelle mon excellent confrère, le docteur Pambrun, qui trouve le pouls petit, la température normale et observe du trismus.

Il prescrit un lavement purgatif qui reste sans effet, des injections d'éther, des sinapismes.

J'arrive vers 4 heures et demie, je trouve M... en opistothonos. Ses jambes, me dit sa belle-mère, sont toujours restées demi-fléchies depuis qu'il s'est couché.

Il est pris de convulsions se succédant rapidement.

La raideur de la nuque persiste. Peu à peu le visage se cyanose. La mort arrive à 5 heures.

L'autopsie n'a pas été faite; douze heures après la mort on constate un écoulement considérable de matière purulente par les yeux et le nez.

Le second malade civil a été soigné par le docteur Rosenthal, qui me donne sur lui les renseignements suivants :

D..., âgé de 24 ans, demeurant au Boucau, vu pour la première fois le 3 mars.

Température 40°,2, pouls irrégulier, opistothonos très prononcé, secousses convulsives très fréquentes, hyperesthésie cutanée, constipation, éruption herpetiforme du tronc. Le malade entend difficilement et se plaint d'une violente céphalalgie et de douleurs rachidiennes.

Les parents racontent que leur fils, jusque-là toujours bien portant, était allé trois jours avant à un bal public, et était tombé brusquement malade le lendemain (plusieurs soldats du 19ᵉ étaient à ce bal).

Traitement : 3 grammes de chloral, 0,08 centig. d'extrait thébaïque et 2 gr. d'antipyrine. Isolement.

Le lendemain, 4 mars, délire, raideur de la nuque augmentée, cyanose du visage. Le 5 mars, mort.

Le troisième malade a été également soigné par le docteur Rosenthal.

Notre confrère est appelé en toute hâte, le 12 mars, auprès du frère du malade précédent ; il avait couché dans le même lit que celui-ci et l'avait soigné ; le malade avait mordu son frère à la lèvre).

Température 38°, violente céphalalgie, pouls régulier, pas d'autres symptômes. Le 12 au soir, céphalalgie augmentée, vomissements, raideur de la nuque.

Le docteur G. Lasserre est appelé en consultation. Le 13, raideur de la nuque plus prononcée, pouls lent, irrégulier. On constate des variations de 8 à 12 pulsations d'une minute à l'autre, constipation. Les vomissements ont cessé.

Le 14, la raideur de la nuque diminue, amélioration du pouls. Deux selles à la suite d'un purgatif.

Le 15 aggravation, cri hydrencéphalique ; le 16, légère amélioration; le cri persiste, mais plus faible.

Le 17, nouvelle aggravation (comme le 15) ; le 18, amélioration très nette de tous les symptômes.

Le 19, raideur du cou presque disparue ; le 24 mars, guérison définitive.

On a employé les injections bi-quotidiennes de sérum artificiel, 3 grammes par jour d'iodure de potassium, le chloral, l'antipyrine.

Le quatrième cas civil est celui de D...., ouvrier maçon, âgé de 20 ans, qui travaillait à la construction du Musée, voisin immédiat de l'Hôpital militaire et qui, deux jours avant de tomber malade, travaillait à Biarritz.

Voici le résumé de son observation. Il fut pris brusquement, le 17 mai, de phénomènes méningitiques avec hyperthermie, et on vit ensuite évoluer chez lui, à l'Hôpital où il fut envoyé d'urgence, comme atteint de maladie infectieuse, tous les symptômes de la méningite cérébrospinale, y compris les éruptions herpétiques de la lèvre supérieure, du sillon nasolabral et de la paupière supérieure droite. La maladie fut fort longue et, entre autres épisodes, il eut une surdité complète à droite. « Il guérit après près de deux mois de soins, m'écrit le docteur Georges Lasserre qui était à ce moment de service à l'Hôpital civil, et je crois que les injections sous-cutanées de sérum, qui lui ont été faites pendant toute la période aiguë, à la dose moyenne de 500 cmc par jour, ont été de la plus grande utilité ».

Nous aurons l'occasion de revenir sur cette épidémie de l'année courante, et d'en étudier surtout les causes en traitant fort brièvement de l'étiologie.

Nous passons maintenant à l'épidémie de 1837.

§ III

Cette épidémie, qui régna à Bayonne et dans les Landes, est considérée par tous les médecins militaires, qui se sont occupés de statistique ou d'épidémiologie, comme la première qui se soit produite en Europe, depuis 1813 et 1814, et encore cette dernière épidémie, importée à Pont-à-Mousson par les lanciers de la Garde venant de Leipzig, ne paraît pas s'être étendue. Nous n'avons pas, d'ailleurs, à parler de ces explosions éloignées, à savoir si le délire furieux qui, au dire de Lucien, prenait les Abdéritains au théâtre en plein midi, était de la méningite cérébrospinale, si c'était aussi cette maladie qu'on appela *Trousse-galant*, et dont Forestier (1549) dit : *Dolor phreneticus capitis, rerum, calor cum lassitudine*, etc...

Ce sont là des points étrangers à notre étude et qu'ont traités pertinemment MM. Boudin, Jaccoud, Faure-Villars, Colin, Richard et bien d'autres.

D'après Geschwind, l'épidémie aurait réellement débuté à Bayonne en 1836, avant celle des Landes.

Le 4e léger perd un soldat le 20 mai 1836 ; le 19e perd deux soldats le 5 et le 8 août (1) ; le 30 novembre, les 12 et 15 décembre trois hommes du 48e meurent.

En 1837, il y eut 24 décès par méningite, dont plusieurs du 48e.

Il m'a été impossible de trouver trace de l'épidémie dans la population civile. Une note, du Dr Romary, que m'a envoyée mon ami, le professeur Boinet, de Marseille, dit que l'épidémie a surtout sévi au quartier de Marrac. Il s'agit probablement du *quartier* militaire.

La statistique de l'état civil indique une mortalité plus grande à l'époque où eut lieu l'épidémie.

Tandis qu'il n'y eut que 590 décès à Bayonne, en 1835, la mortalité s'éleva à 655 en 1836 et à 924 en 1837, frappant plus fort à la fois les villes de Saint-Esprit et de Bayonne alors séparées, puisque Saint-Esprit eut 227

(1) Geschwind considère comme douteux les cas : 1° du soldat du 4e léger, entré à l'hôpital le 12 mai, mort en 8 jours, de méningite aiguë compliquée de nostalgie ; 2° des soldats du 1er léger, morts en un jour, de céphalite aiguë et en 4 jours de marasme en août ; 3° d'un soldat du 48e, mort en 41 jours d'arachnoïdite, suite de nostalgie en septembre-octobre 1835.

morts en 1837 au lieu de 168 en 1836 et que Bayonne seul
en eut 697 au lieu de 487. Dès 1838, la mortalité pour tout
Bayonne s'abaissa à 548. Elle remonta en 1840 à 705, aux
dépens du quartier de Bayonne (542 tandis que Saint-
Esprit n'avait que 163, chiffre même inférieur à celui de
1835).

On peut donc dire que les années 1836 et 1837 donnèrent un excédent de mortalité de 399 qui représenterait
le chiffre des décès dus à l'épidémie pendant ces deux
années.

Quelle est la part de l'Hôpital civil (de Bayonne seul)
dans cette statistique ? Une délibération de la Com-
mission hospitalière, à la date du 1er août 1837, sur le
budget de 1838, prévoit qu'à la fin de 1837 l'administration se verra dans la nécessité de demander un supplé-
ment, à raison de l'enchérissement des comestibles et de
l'augmentation du nombre des malades pendant plusieurs
mois d'épidémie (probablement les sept mois de 1837
précédant la date de la délibération).

Quant au mouvement des malades à l'Hôpital, il est le
suivant :

En 1835, malades, 897 ; décès, 94.

En 1836, malades, 904 ; décès, 109.

En 1837, malades, 975 ; décès, 139.

En 1838, malades, 920 ; décès, 84.

En 1839, malades, 1,045 ; décès, 105.

C'est donc en 1837 qu'eut lieu la plus grande mortalité
proportionnelle et absolue (142,50 pour 1,000 malades), et
en 1839 qu'elle fut la plus faible (100,40 pour 1,000) et
cependant le nombre de malades fut en 1839 le plus grand
de ces cinq années (1,045).

Si on considère les divers mois de 1837, on trouve 18

décès en janvier, 15 en février, 24 en mars, soit 57 dans ces trois mois sur les 139 de l'année entière.

§ IV

Le professeur Jaccoud, dans la 6e édition de son *Traité de Pathologie*, fait allusion à l'épidémie de Bayonne, et, traitant de la contagion, il dit que « l'histoire du régiment de Bayonne » qu'on a invoquée comme preuve de la contagion, est loin d'avoir ce caractère.

Quelle est cette « histoire » ? Je n'ai jamais pu la retrouver, et c'est même la recherche que j'en ai faite qui m'a fourni l'occasion de donner à ce travail plus d'étendue que je ne l'avais prévu.

Interrogé par moi à ce sujet, le professeur Jaccoud m'a répondu : « Je ne puis rien vous dire de précis, n'ayant plus depuis longtemps les notes qui m'ont servi pour ma pathologie. »

J'espérais retrouver un mémoire du médecin militaire Lalanne, sur lequel le docteur Cayrel fit un rapport à la Société médicale de Toulouse. Cayrel y fait remarquer que Lalanne a retracé le tableau des maladies cérébro-spinales observées de 1837 à 1841 à l'hôpital militaire de Bayonne, « dont il est le médecin en chef ».

Ni aux bibliothèques des diverses Facultés françaises, ni à la Bibliothèque nationale, je n'ai pu rencontrer ce mémoire qui, sans doute, devait être intéressant.

Pour en revenir à l'épidémie de Bayonne, il serait bon de rechercher si elle a débuté dans cette ville pour aller frapper ensuite la population civile des Landes, comme le dit Geschwind, ou si elle est venue des Landes à Bayonne.

Ce nouveau problème est, on le verra, facile à résoudre.

Dans une lettre écrite de Saint-Sever, le 15 mars 1838, par le docteur Lespés, à la Société royale de médecine de Bordeaux, il est dit :

« L'épidémie a commencé il y a plus d'une année (donc seulement au début de 1837 !) ; selon les uns, d'abord dans les terres ; selon d'autres, elle fit en premier lieu beaucoup de mal à Bayonne, Dax, Mugron, Tartas, Saint-Sever; elle aurait donc remonté le cours de l'Adour ; selon d'autres, elle aurait été importée par des personnes venues de l'extrémité occidentale de la chaîne des Pyrénées ».

Laveran (*Traité*), citant cette opinion de Lespés, émet l'avis que l'épidémie se développa en même temps à Bayonne et dans les Landes.

Bien que les communications à la Société de Bordeaux ne datent que de 1838, bien que cette année-là seulement eut lieu la réunion des médecins convoqués à Souprosse par le Préfet, déjà, le 20 décembre 1837, avait paru, dans le *Journal des Landes*, une lettre du docteur Hiart, de Mugron, (écrite le 1er décembre), faisant allusion à une « maladie affreuse qui porte encore la désolation et l'épouvante dans plusieurs contrées du département ».

Dans cette lettre est pour la première fois indiquée, et en style bien imagé, la nature typhique de l'épidémie, tandis que le 27 décembre (*Journal des Landes* du 23 janvier 1838), le docteur Serres, de Dax, soutient, dans un style non moins fleuri, la nature inflammatoire de la maladie. Ces deux lettres sont curieuses comme révélant les mœurs et les théories médicales de l'époque.

Le 15 février 1838, le même journal rapporte une note signée Dufau, médecin des épidémies du 1er arrondissement (Mont-de-Marsan), débutant ainsi : « Une maladie très grave règne *depuis plusieurs mois* dans quelques com-

munes des 2ᵉ et 3ᵉ arrondissements ; on la désigne, jusqu'à
ce jour, sous le nom de typhus, fièvre cérébrale... » (1).

Et le docteur Dufau poursuit en signalant dans la commune de Lacquy (1ᵉʳ arrondissement), le cas d'un scieur
de long, malade du 4 février, transporté le 7 à l'hôpital
de Mont-de-Marsan, avec perte de connaissance, abolition
complète des fonctions des sens, raideur tétanique du
tronc, agitation convulsive du bras, etc... ».

A l'autopsie, on trouva, dit-il, une lésion des membranes du cerveau ; la moelle ne fut pas examinée.

A ce moment, le docteur Dufau ne se déclare pas suffi-
samment éclairé pour « constater l'identité de cette affection avec celle qui règne épidémiquement dans les arrondissements de Saint-Sever et de Dax ».

La note se termine en rappelant aux médecins :

« Qu'ils doivent signaler à l'autorité supérieure toute
maladie grave d'apparence épidémique, en indiquant sa
nature, sa marche, et les moyens mis en usage avec le
plus de succès pour la combattre ».

D'ailleurs, le médecin des épidémies se transporta lui-
même dans la commune de Lacquy où avaient succombé
plusieurs malades et où il fit, avec l'aide de plusieurs
confrères, l'autopsie d'une femme de 70 ans, morte en
quatre jours (du 9 au 13). Les symptômes avaient été :
douleur intense de la tête s'étendant au rachis et au sacrum,
vomissements, délire, raideur tétanique et convulsions
suivies de coma. L'autopsie révéla les lésions suivantes :
« vive injection de tous les vaisseaux de l'appareil céré-
brorachidien, épanchement d'un liquide séropurulent

(1) Une brochure d'Hiart (1857) dit qu'à la fin de février, il y eut dans les
Landes des cas de grippe, avec *pneumonie atonique* (remarquons la coïncidence)
«suivie de ce typhus ataxoadynamique, malheureusement célèbre dans les Landes ».

assez abondant dans la cavité arachnoïdienne, dans les
ventricules du cerveau et dans le canal vertébral ; vive
injection de la pie-mère, du cerveau et de la moelle
épinière, infiltration purulente considérable du tissu cel-
lulaire sous-arachnoïdien étendue à toute la surface de la
masse cérébrale ; la surface du cerveau est piquetée et
sensiblement ramollie. Les organes du thorax et de l'ab-
domen n'ont présenté aucune lésion appréciable ».

Aussi tous les médecins réunis à Lacquy considèrent-ils
la maladie comme une épidémie de méningite céphalo-
rachidienne, et conseillent-ils les évacuations sanguines,
les applications froides sur la tête, les révulsifs promenés
ou établis sur les membres et sur la colonne vertébrale.

Tel est aussi l'avis d'une autre réunion convoquée par
le Préfet à Souprosse, foyer principal de l'épidémie, le 23
février 1838, et à laquelle assistèrent vingt-six médecins,
malgré la brièveté du délai (*Chalosse* du 4 mars). Il n'est
pas sans intérêt de reproduire les résolutions adoptées
dans cette conférence dont, au dire du journal, « chacun
gardera un souvenir précieux. Le public, de son côté, doit
trouver un motif de sécurité et une garantie de plus dans
cette confrontation et ce rapprochement de pensées jusqu'à ce moment plus ou moins divergentes, indécises, et
qui, ce jour-là, ont acquis un caractère de communauté,
d'harmonie et de fixité non moins encourageante pour lui
que pour les gens de l'art qui auront à les mettre en pra-
tique ».

Voici ces conclusions : « 1° la maladie régnante dépend
d'une inflammation de l'appareil cérébrospinal et des
membranes qui l'enveloppent ; 2° cette maladie doit être
combattue par des saignées, soit générales, soit locales,
pratiquées avec promptitude et abondance, par des appli-

cations réfrigérantes, en débutant par l'eau à la température de l'air ambiant, pour arriver graduellement à l'eau à
l'état de glace, si l'on peut s'en procurer ; applications
qui, dès qu'elles ont commencé, ne doivent jamais être
interrompues.

« Par des révulsifs extérieurs et cutanés, tels que sinapismes, vésicatoires, liniments irritants ; par des dériva-
tifs intérieurs, tels que les purgatifs, les laxatifs, et en
particulier l'émétique en lavage ; par des frictions mer-
curielles faites avec de fortes doses d'onguent napolitain
double sur le crâne, sur le trajet de la colonne vertébrale, sur l'épigastre.

« Quand l'intermittence et la périodicité dans la marche des symptômes seront évidentes, il conviendra aussi
de recourir aux préparations antipériodiques, parmi
lesquelles le sulfate de quinine occupe le premier rang ».

C'est l'article de la *Chalosse* contenant ces résolutions
signées Dufau, président, et Lespès, secrétaire, qui éveilla
l'attention de la Société royale de médecine de Bordeaux,
et l'engagea à demander au docteur Lespès les éclaircis-
sements auxquels il a été plus haut fait allusion.

La *Gazette médicale* de 1838 répandit ces faits dans le
monde médical.

§ V

Il ne m'a été facile de connaître ni toutes les communes
du département des Landes dans lesquelles a régné l'épidémie, ni la succession des explosions diverses, pour en
tirer des conclusions relatives au mode de propagation.
C'est en m'informant auprès des maires, dont plusieurs
sont médecins, que j'ai pu obtenir quelques renseigne-

ments. On remarquera que peu de ces communes se trouvent sur le trajet de l'Adour, peu aussi sur la route d'étapes de Bayonne à Bordeaux. Pour les communes qui ne m'ont pas fourni le nombre des décès causés par l'épidémie, j'ai essayé d'évaluer cette mortalité, comme je l'ai fait pour Bayonne, en comparant le nombre des décès des années 1837 et 1838 à celui des années qui les ont immédiatement précédées ou suivies.

A Lacquy, où les accidents furent foudroyants, dans une population de 600 âmes, la mortalité monta de 15 en 1835 (25 pour 1,000) ; à 33 en 1837 (55 pour 1,000) ; et à 50 en 1838 (83 p. 1,000). De 1837 à 1840, il y eut 131 morts, tandis qu'au taux normal ces quatre années eussent dû en donner 60; il faut donc attribuer à l'épidémie 71 morts.

A Villeneuve (1,900 habitants), il n'y eut au-dessus du taux normal pour 1837 et 1838 qu'un excédent mortuaire de 17 attribuable à l'épidémie.

Pour les mêmes années, Tartas (2,785 habitants) perdit 18 méningitiques.

Souprosse, où il y eut des cas foudroyants, dut perdre 62 malades par l'épidémie.

A Cassen, (487 habitants) il y eut des morts rapides, au dire d'une vieille femme de 77 ans, et ceux qui échappèrent à la mort restèrent infirmes, dit-elle, et surtout sourds-muets. Il y eut 13 décès en 1837 et 1838 (6 enfants).

A Mées (400 habitants), l'épidémie de 1838 enleva environ 25 individus ; les morts rapides furent fréquentes.

Le maire de Saint-Paul-lès-Dax croit que l'épidémie y régna en 1835 et 1836 et fit 25 victimes. Là, ce ne sont pas les années 1837 et 1838 qui donnèrent le plus de morts. Voici la succession des décès : en 1835, il y en eut 77 ; en 1836, 79 ; puis le chiffre baisse : en 1837, 71 ; en 1838, 63.

Le maire de Gousse, localité signalée dans les archives de la Préfecture, ne sait rien ; du reste, la mortalité a légèrement baissé en 1837 et 1838 (5 décès), tandis qu'elle était en 1835 et 1836 de 7 (sur 222 habitants)

Une femme de la commune de Gamarde, épouse du chantre d'alors, fait remonter au 18 février 1838 le début de l'épidémie qui dura deux mois. Il y eut, cette année-là, 81 décès et seulement 39 en 1839, tandis qu'il était mort 52 personnes en 1836 et 26 en 1835. Sur les 82 décès de 1838, il y eut trente enfants au-dessous de 10 ans.

A Préchacq, un vieillard de 84 ans a été témoin de l'épidémie qui éclata au printemps de 1838 et fit 15 victimes (décès : 20 en 1836 et 39 en 1839, sur 583 habitants).

A Saint-Julien-en-Born, commune dont les habitants « se rappellent avec terreur l'épidémie de fièvre cérébrale » qui y régna de 1837 à 1838, la mortalité de ces deux années s'éleva à 29 et 52, soit une moyenne de 40, tandis qu'en 1835 et 1836, elle avait été de 31. Il est vrai qu'en 1840 il y eut 49 décès. La population était environ de 1,100 habitants aux recensements de 1836 et 1841.

A Candresse, l'épidémie a régné, m'écrit le maire, en 1833 et 1838. Mais celle de 1833 devait, dit-il, être le choléra dont quelques habitants ont gardé souvenir. Les plus forts décès de 1833 à 1840 sont : 27 en 1833 ; 29 en 1838. Dans les autres années, ils ont varié de 10 à 12.

Le Dr Degos, maire de Mugron, dit que la maladie fut importée dans sa commune en 1835 par des Espagnols sous le nom de typhus qu'on leur avait donné en Espagne. La mortalité s'éleva de 1835 à 1840 à 60, 72, 156, 96, 80, 99. Le chiffre de 1837, soit 156, est caractérisque.

A Dax, en 1836, sur une population de 4,776 habitants,

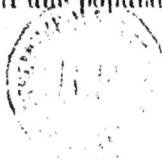

2

il y eut 190 morts, dont 6 militaires ; 278 morts, dont 24 militaires en 1837 ; et 7, dont 6 militaires en 1838. On peut donc supposer qu'il y eut en 1837 une mortalité supérieure de 80 environ à celles de l'année précédente et de l'année suivante.

Quant aux militaires décédés à Dax, en 1837, le docteur Geschwind croit qu'ils ont, la plupart, succombé à la méningite.

§ VI

Avant de quitter le département des Landes, je voudrais dire un mot sur la maladie à Saint-Sever. Elle sévit plutôt dans l'arrondissement que dans la ville même où il y eut peu de cas, comme me l'écrit le docteur Léon Dufour, qui a compulsé pour moi, avec une obligeance extrême, les papiers de son père. Les cas de Saint-Sever, pris d'abord pour des fièvres intermittentes pernicieuses, guérirent pour la plupart après avoir été traités par des saignées répétées et par la quinine. Ils succédaient à une forte épidémie de grippe, laquelle toucha à Mont-de-Marsan les quatre cinquièmes de la population. A Aire, ce ne fut pas la grippe qui précéda la méningite, mais une fièvre typhoïde très meurtrière.

Pour en revenir à l'épidémie de l'arrondissement de Saint-Sever, le journal médical manuscrit du Dr Léon Dufour père ne la fait remonter qu'au début de l'année 1837. A propos d'un malade de Mugron, pour lequel il eut une conférence avec les docteurs Juzanx, Batz, Lespès, Degos, Hiart et Lafaurie (on faisait alors d'importantes consultations), Léon Dufour écrit : « On convient que cette maladie est parfaitement identique à l'affection cérébrospinale qui règne actuellement dans la contrée, et qui y régna l'hiver et le printemps dernier. Les autopsies ont démontré que le cerveau ou la moelle, parfois les deux en même temps, offraient soit dans la pulpe, soit dans les enveloppes, des altérations très marquées, tantôt du ramollissement, tantôt de l'induration, tantôt de l'injection sanguine, de la suppuration, des fausses membranes, etc. Il a été reconnu aussi que les diverses méthodes de traitement ont échoué dans le plus grand nombre de cas ».

Les observations consignées dans les souvenirs de Léon Dufour se rapportent à d'autres malades des environs de Saint-Sever. Je n'en citerai que deux : l'une de novembre 1837, l'autre de juin 1839, dates qui prouvent la longue durée de l'épidémie au sein de la population civile.

La première concerne un homme de 60 ans sonnés, habitant Mugron, pris, le 26 novembre 1837, de fièvre sans céphalalgie, puis le 27 d'un frisson prolongé et d'un violent mal de tête ; « le malade se sent atteint de la maladie cérébrale existant depuis quelque temps à Mugron ; il réclama aussitôt une saignée et un pédiluve sinapisé. Il fut saigné au pied, le mal fit des progrès, les facultés intellectuelles s'altérèrent et enfin se pervertirent complètement ».

C'est alors qu'eut lieu l'importante consultation mentionnée plus haut. Le malade continua à regarder sans voir, la pupille était dilatée, immobile, le pouls fréquent, parfois irrégulier, dur, le malade est sourd, ne reconnaît personne, il y a de l'hyperesthésie. Le traitement arrêté en consultation consista dans une large saignée, des sangsues dans les narines et aux apophyses mastoïdes, des réfrigérants à la tête, des cataplasmes irritants aux pieds, des vésicatoires aux jambes, des lavements purgatifs.

Le malade succomba le 1er décembre, après avoir pendant les deux jours précédents recouvré en grande partie la connaissance.

Le journal de Léon Dufour mentionne trois cas de mort de méningite, en mars et avril 1838, dans la commune de Toulouzette, au bas du coteau de Mugron.

Le cas de 1839, que je vais analyser brièvement, fut suivi de guérison.

Il s'agit du curé de la commune d'Aurice (canton de Saint-Sever), âgé de 29 ans, qui, au moment de l'office, le 6 juin, ressent une douleur de tête subite ayant son siège à la région occipitale et s'exagérant par le moindre contact. Le malade, qui se croit atteint de l'épidémie en cours, est incapable de se coucher ; on le porte au lit. et on ne peut le déshabiller que le lendemain. Dépression des forces, abaissement de la température. On pratiqua trois saignées ; elles firent cesser les vomissements qui s'étaient répétés dix fois. Le docteur Dufour, appelé auprès du malade, apprit que déjà il avait eu l'avant-veille, à Orthez, une violente céphalalgie, mais avait pu faire à cheval 42 kilomètres, ne ressentant sa seconde attaque, on l'a vu, que le surlendemain, ce qui donnait au mal l'allure de l'intermittence ; aussi la quinine fut-elle employée concurremment avec les vésicatoires et les réfrigérants.

Après deux journées calmes, le malade eut, dans la nuit du 9 au 10, une douleur vive au côté droit du sacrum, avec extension au dos et au bras droit. Cette douleur, après s'être dissipée dans la journée, reparaît la nuit suivante avec fièvre ; on applique des sangsues, la douleur s'amende, le malade se lève, éprouve un malaise général qui disparaît lorsqu'on le couche.

Pendant tout ce temps, on a continué les réfrigérants sur la tête. Peu à peu le malade se rétablit, malgré quelques accès de douleur aux lombes.

Avant de quitter Saint-Sever, je vais donner, comme pour les autres villes des Landes, la statistique mortuaire de 1836 à 1840. Pour une population, qui était en 1836 de 5.494 habitants et en 1841 de 5.863, il y eut 120 décès en 1836 ; tout d'un coup, en 1837, les décès montèrent à 166, chiffre qui resta à peu près le même jusqu'en 1840. Cette augmentation doit-elle être attribuée à l'épidémie ?

§ VII

La plupart des auteurs qui ont traité de l'épidémie de 1837, laquelle se promena, de cette date à l'année 1839, sur plusieurs points du territoire, accusent le 18ᵉ léger d'avoir transporté la maladie de Bayonne à Rochefort et Versailles. Il y a là une erreur qu'il m'a paru utile de dissiper.

A Dax, il est mort deux soldats du 18ᵉ (11 novembre 1836, 3 octobre 1837) ; à Bayonne, un (3 janvier 1838, de plaie de poitrine).

En consultant l'histoire du 18ᵉ léger (devenu le 93ᵉ de ligne), on y voit que le régiment a perdu par méningite des hommes à Périgueux, Rochefort, Versailles.

Boudin fait remarquer que ce régiment fut le seul atteint dans l'épidémie de cette dernière ville, après avoir reçu 226 recrues, et il mentionne l'épidémie de Rochefort comme ayant éclaté le 14 décembre 1838, et ayant sévi non seulement au bagne, mais encore au sein du 18ᵉ léger (1).

(1) A Versailles, le 18ᵉ léger eut 11 ? malades et les 4ᵉ, 14ᵉ, 18ᵉ, 55ᵉ de ligne, 1ᵉ cuirassiers et 2ᵉ hussards 55 malades de méningite (Faure-Villars).

Lefèvre, qui a écrit un travail sur l'épidémie du bagne, marque la même coïncidence (1).

Dans le traité de Colin, il est dit que l'épidémie de 1837, partie de Bayonne, suivit deux lignes, l'une passant par Auch, Foix, etc., nous n'avons pas à nous en occuper ; l'autre passant par Bordeaux, Rochefort, Chartres, Versailles. Boudin donne la succession : Dax, Bordeaux, La Rochelle, etc.

Mais ce n'est pas de Bayonne que le 18e léger a pu, en arrivant le 5 et le 10 novembre 1838 à Rochefort, y transporter l'épidémie. Car il n'a jamais été en garnison à Bayonne, mais aux environs. Depuis 1833 il a donné, dit son historique, des détachements dans l'arrondissement de Mauléon. En 1833 et 1834, il donna des détachements à Saint-Jean-Pied-de-Port et autour. En 1835, 1836 et 1837, il occupa Pau, Tarbes, Lourdes, Oloron, Navarrens.

Le régiment part d'Oloron et Pau, où il s'était réuni, les 13, 14 et 18 octobre 1837, et il arrive à Périgueux les 25, 27 et 29 du même mois.

Il avait donc quitté Oloron, lorsque, en 1838, malgré un chiffre inférieur de mortalité totale (167), sur les années précédentes, le nombre des décès militaires s'éleva à 18, le plus haut chiffre atteint dans cette commune.

La cause de cette élévation était-elle la méningite ? C'est ce qu'ignore le maire d'Oloron. Il sait seulement que des

(1) Je fus frappé, dit Lefèvre, de la grande analogie des phénomènes morbides observés par Lespès avec ceux observés à Rochefort, du 16 janvier au 8 février, sur plusieurs militaires appartenant au 18e léger. Il ajoute : « A la même époque, les militaires des garnisons de La Rochelle et de Bordeaux succombèrent aux mêmes accidents. »

circulaires préfectorales du 26 février et du 12 avril 1837 signalaient une épidémie de grippe.

Le maire de Saint-Jean-Pied-de-Port (1) ignore également si la méningite frappa la garnison et, particularité curieuse, la mortalité fut bien plus faible en 1838 (56 décès) que les trois années précédentes qui donnèrent 79, 76 et 72.

A Lourdes, ville sur laquelle les renseignements sont muets en ce qui concerne l'épidémie, les décès nombreux en 1835 (129) s'abaissèrent ensuite à 84, 81, etc. La mortalité de la garnison n'a pu être fournie.

Le maire de Navarrenx, l'honorable docteur Clédou, m'écrit qu'il n'y a dans cette ville aucun souvenir d'une épidémie de 1837 à 1839. Le chiffre des décès n'indique rien à ce sujet, car ceux de 1835 à 1838 se succèdent de la façon suivante : 52, 38, 31, 39 pour remonter en 1839 à 42 et retomber en 1840 à 35.

A Pau, séjour du 18e léger, ce régiment n'eut que 2 décès du 1er janvier au 18 octobre 1837, date de son départ (7 juin et 13 octobre) lesquels décès n'ont pas attiré l'attention de l'auteur de l'historique.

Quant à la mortalité générale, elle a été à Pau, en 1837, de 444, soit 42 de plus qu'en 1836 et 98 de plus qu'en 1839. Geschwind dit de son côté que Pau, Tarbes, Navarrenx ne donnent pas de méningites.

On peut, il me semble, conclure de cette enquête que le 18e léger ne tint pas garnison à Bayonne, et que dans les villes où il résida avant d'aller à Périgueux, en 1837, la méningite ne parait pas avoir fait de victimes. Il parait

(1) D'après les registres de l'Hôpital, il y eut des décès militaires par gastro-céphalie et par méningo-encéphale à Saint-Jean-Pied-de-Port en 1841 et 1842.

avoir eu la maladie de son contact avec l'épidémie des Landes.

Le 18e léger évacuant ses malades de certains de ses cantonnements (Oloron, Orthez) sur l'hôpital de Dax, y a trouvé la méningite. En tous cas, les bataillons de ce régiment, en venant au mois d'octobre 1837 de leurs garnisons de Pau, Tarbes, Lourdes, Navarrenx, Oloron, etc., pour aller à Périgueux, ont traversé les Landes par étapes. D'autre part, ils étaient en contact avec des détachements du 6e dragons qui occupaient les villages contaminés, ainsi qu'Auch où la maladie s'est déclarée en 1837 (1).

D'un autre côté, Bayonne doit être considéré comme ayant présenté, en 1836 et 1837, en 1840 et 1841, des épidémies de méningite, mais non comme le foyer d'où est partie la contagion vers Bordeaux (2) La Rochelle (3), Rochefort, Versailles.

(1) C'est ce qui ressort de l'historique du 6e dragons que le docteur Geschwind vient de recevoir et qu'il veut bien me communiquer. En 1833, il y avait autour de Bayonne la division des Pyrénées occidentales, sous le commandement du lieutenant-général Harispe, notre illustre compatriote (comprenant en outre le 4e et le 18e léger, le 36e, le 48e et le 57e de ligne, le 6e hussards, régiments toujours en mouvement.)

En 1834, le 6e dragons fut cantonné successivement à Souprosse, Montaut, Grenade, Saint-Sever, Hagetmau, Aire, Barcelonne, Pau et Orthez. Du 4 septembre 1834 au 25 avril 1837, les escadrons occupèrent successivement Pau, Orthez, Oloron. Dès 1836, le dépôt du 6e dragons était à Pau.

(2) A Bordeaux, où était en garnison le 44e de ligne, le médecin des épidémies, Léon Marchant, écrivant le 25 février 1837 au Préfet, dit que la grippe éclata en janvier. Cette année-là il y eut 3,728 décès au lieu de 3,265 en 1836 et 3,212 en 1838. Beaucoup de vieillards figurent parmi les morts. Bien que la grippe et la méningite aient souvent été confondues, je crois qu'il s'agit là de grippe et non de méningite. Les documents manquent à l'administration des hospices pour nous renseigner sur la morbidité et la mortalité de l'Hôpital civil de Bordeaux de 1835 à 1839. D'un autre côté, Laveran (Diction.) croit que la méningite a sévi à Bordeaux en décembre 1837.

(3) Voici, de 1835 à 1840, la mortalité à La Rochelle : 458, 405, 490 (saut brusque en 1837) ; 440, 453, 507 (saut brusque en 1840).

Il se peut cependant que la deuxième ligne de départ signalée par les divers épidémiologistes, Auch, Foix, etc., mérite d'être conservée, car dans ces deux villes la méningite a régné en 1837, et le 18ᵉ, quittant Bayonne cette année, a dû les traverser pour aller s'embarquer à Port Vendres ; ce régiment avait eu la méningite à Bayonne.

Pour ne pas quitter Bayonne, je signalerai, d'après Geschwind, les années où régna la méningite cérébrospinale :

1836 (3 décès) ; 1837 (24) ; 1838 (4) ; 1839 (10); 1840 (37); 1841 (34) ; 1842 (3) ; 1843 (5) ; 1848 (2) ; 1849 (3) ; 1872 (1) ; 1874 (1) ; 1882 (1) ; 1888 (2) ; 1895 (1) ; 1896 (1) ; 1897 (4).

Il y eut des cas douteux en 1844, 1845, 1846, 1847, 1848, 1849, 1850, 1852, 1859, 1864, 1867, 1868, 1871, 1873, 1876, 1881, 1882, 1892, 1894.

Dans le cours de ces diverses années, l'épidémie régna avec bien moins de régularité et de persistance dans les environs de Bayonne : à Dax en 1837 et 1838 ; à Saint-Jean-Pied-de-Port en 1842, 1849, 1850 ; en 1845, à Saint-Jean-de-Luz ; en 1888, à Mont-de-Marsan. C'est peu, on le voit.

Parvenu à la fin de cette discussion de dates un peu fastidieuse, je le crains, je crois pouvoir en conclure, comme le docteur Geschwind, que l'épidémie civile des Landes n'a débuté qu'en février 1837 au plus tôt (1), et encore faut-il prendre pour cela le début des manifestations de la grippe avec pneumonies atoniques. La brochure du docteur Hiart, je l'ai dit plus haut, lui donne comme début la fin du mois de février 1837 et ajoute : « qu'elle

(1) On a vu plus haut cependant que le maire de Saint-Paul-lès-Dax fait remonter l'épidémie à 1835 (la mortalité fut cette année supérieure à celle de 1837 et 1838) ; que le maire de Candresse dit que l'épidémie se montra en 1833 et 1835 (les décès furent plus nombreux ces deux années-là que dans les années intercalaires et postérieures).

fut suivie quelque temps après de ce typhus ataxo-adyna-
mique, malheureusement célèbre dans le département des
Landes »,

Dulau, le 15 février 1838, parle d'une maladie grave
« qui règne depuis plusieurs mois dans les Landes. » Serres
indique une épidémie de grippe en mars 1837. Lamothe
et Lespès, en juillet 1838, disent qu'elle « n'a commencé
ses ravages que depuis une année ».

L'épidémie des Landes est donc postérieure de plusieurs
mois à celle de Bayonne, et probablement fille de celle-ci.
(Lettre de Lespès du 15 mars 1838 à la Société royale de
médecine de Bordeaux).

§ VIII

Passons à l'étiologie de la méningite cérébrospinale.

Le jeune âge est une condition favorable. A New-York
(Colin), il y eut sur 990 malades, 771 enfants au-dessous
de 15 ans. En Suède, la mortalité des enfants fut les sept
dixièmes de la mortalité totale. A Bâle, en Silésie, l'en-
fance fut le plus frappée. A Bromberg, sur 141 cas, il y
eut 132 enfants de moins de 7 ans.

Rien de bien positif pour le sexe. Cependant Boudin dit
qu'à Rochefort la population civile perdit 59 hommes et
17 femmes. A Strasbourg, la proportion fut 50 hommes et
40 femmes.

L'influence du froid et de la saison froide est incontestable. A Bayonne, dans les épidémies de 1837 et 1897,
c'est dans les quatre premiers mois de l'année que l'épidémie sévit davantage. C'est par un froid humide que se
développèrent les épidémies de Versailles (1839) ; Douvres
(1845) ; Bade (1865) ; Lonaconing (1894).

D'après Jaccoud, deux épidémies seulement sur 52 se sont montrées en été (Michel Lévy et Strumpel), Marvaud trouve la proportion de 47 épidémies ayant éclaté en hiver sur 54 (1).

Broussais paraît croire que la coïncidence de l'arrivée des recrues est une cause de la prédominance de l'épidémie au début de l'année. D'autres auteurs disent que le froid de l'hiver tient les hommes enfermés, c'est-à-dire exposés aux inconvénients de l'encombrement. Il faut dire cependant que les conditions hygiéniques de la caserne de la Citadelle de Bayonne sont considérées, dans le travail de Geschwind, comme ayant pu jouer un rôle, en 1897 du moins. J'emprunte à cet auteur la note suivante :

« Le casernement de la Citadelle fournirait un asile permanent à cet agent d'infection. Avec ses cages d'escalier tortueuses, ses chambres enchevêtrées se commandant, de niveaux différents, quelques-unes non plafonnées, présentant des solives libres et des intervalles morts entre les solives et le plancher supérieur, ce casernement semble avoir été disposé tout exprès pour servir de réceptacle abrité, de milieu de culture, aux germes de maladie de toute espèce apportés par les générations de soldats français ou étrangers qui s'y sont succédé depuis de si longues années et qui l'ont encombré toutes les fois qu'il s'agissait de traverser, de surveiller ou de défendre notre frontière d'Espagne ».

Le docteur Geschwind ajoute :

« Remarquons, en passant, que cette insalubrité du

(1) Nous parlons plus bas de la théorie pneumococcique de la méningite cérébrospinale. Or, Netter a vu la virulence des pneumocoques s'accentuer en hiver et au printemps, époque de fréquence et de gravité de la pneumonie.

casernement est continue et que les explosions de la méningite, à part celle des premières années qui ont suivi celle de 1836-37 (qui fut la première de Bayonne) ont été espacées, courtes et peu graves. Il y a d'autres causes pour les épidémies de notre garnison.

« La caserne renfermerait le germe en permanence, ainsi que celui de bien d'autres affections. Pour que ces graines reviennent en activité, germent, il faut des conditions occasionnelles, spéciales et assez rares (grains de blé des sarcophages égyptiens). Une caserne neuve peut subir une *contagion immédiate*, par transport, du dehors tout aussi bien qu'une vieille. Mais une vieille caserne renferme en elle plus de germes de contagion *possible* qu'une neuve ».

L'insalubrité des casernements affirmée par Gasté (épidémie de Metz), Tourdes (épidémie de Strasbourg) et d'autres, ne peut être invoquée d'après Lemoine qui a vu se développer l'épidémie dans les excellentes casernes d'Orléans. Malapert, qui a exercé à l'hôpital militaire de Rochefort (Broussais), invoque l'insalubrité des locaux. Laveran, de son côté, cite des épidémies dans des garnisons peu nombreuses (Cambrai, Bromberg), dans les quartiers salubres de Radstadt. A Douera même, les conditions hygiéniques étaient bonnes.

La fatigue, le surmenage sont des causes occasionnelles importantes ; voilà pourquoi les recrues sont plus souvent atteintes que les soldats déjà acclimatés au régiment. A Saint-Pétersbourg pourtant (1867-68), la maladie frappa presque exclusivement les anciens soldats.

L'aisance est un préservatif. Boudin constate que les officiers sont moins souvent pris que les simples soldats.

Les excès de boissons, l'insuffisance de la nourriture doivent aussi entrer en ligne de compte comme causes occasionnelles. Lamothe, de Dax, attribue à la pauvreté de l'alimentation du paysan landais le développement de l'épidémie.

§ IX

Au cours de ce travail, nous avons montré l'épidémie s'étendant à la population civile ; c'est le cas à Bayonne en 1897, et probablement aussi en 1837 et 1838, car les registres de l'état civil et les archives de l'hôpital civil indiquent une mortalité très grande, pendant ces deux années, au sein de la population. Marvaud dit, sans en donner la preuve, qu'à Bayonne, en 1837, la population fut atteinte avant la garnison.

On voit, d'après le travail de Boudin, que la population civile a été atteinte à Orléans (1847-48), à Saint-Etienne (1848), à Dijon (1848-49), à Toulon (1851).

Dans la grande explosion de Rochefort (1839), dans celles de Gibraltar (1845), Aigues-Mortes (1841), Philippeville (1846), la maladie a sévi presque exclusivement sur la population, et Boudin croit que là cause en est dans l'alimentation moins saine que celle du soldat.

Quant à la proportion de la mortalité dans l'un et l'autre groupement, elle serait, d'après Laveran, de 61 % dans l'armée, de 84 % dans le civil à Rochefort, et de 75 % à Aigues-Mortes. D'après les recherches de Colin, sur 57 épidémies, 7 ont frappé les seuls civils, 39 les seuls militaires, 11 les deux populations à la fois. Voilà pour la France. En Amérique et dans les pays scandinaves, il trouve que sur 19 épidémies, 17 ne frappèrent que l'élément civil. Hirsch donne 7 épidémies civiles contre 49 militaires.

§ X

Je n'ai pas la prétention d'étudier à fond la nature de la méningite cérébrospinale. Laissant de côté les théories un peu vieilles, qui depuis les lettres du *Journal des Landes* mentionnées plus haut, ont régné dans le monde médical, je dirai un mot de la théorie récente de Nettler qui, dès 1887, a établi la nature pneumococcique de cette maladie, théorie confirmée par les recherches de Leichstentein, Ruge, Foa, Mosny, Weichselbaum. On sait que ce dernier a trouvé dans les méninges des décédés un diplocoque analogue au pneumocoque de la pneumonie, le diplococcus méningitis ou intra cellularis observé depuis par Leyden, Fuhrringer, Heubner. Dans un travail récent, Heubner dit avoir réussi le premier à inoculer à la chèvre la méningite cérébrospinale, en introduisant par inoculation spinale le bacille tiré par ponction spinale chez des enfants vivants atteints de cette affection.

Il n'a plus aucun doute sur la nature pneumococcique de la méningite cérébrospinale épidémique.

Il y aurait à parler aussi de la coïncidence de la méningite avec d'autres maladies infectieuses.

Geschwind, dans son travail, nie la relation de l'épidémie de 1897 avec la scarlatine et la grippe. Deux cas seulement de grippe sont entrés à l'Hôpital militaire de Bayonne en janvier, et treize dans les sept premiers jours de février. Dans le premier trimestre il y eut 3 cas de scarlatine.

On a observé souvent, dit-il, des cas de grippe dans certaines garnisons, non accompagnés de méningites, et dans d'autres des méningites sans grippe ni scarlatine.

Peut-être cependant, ajoute t-il, la scarlatine prépare-t-elle le terrain, et il cite le soldat Tenaud qui, guéri de la scarlatine le 13 décembre 1896, entre le 7 février à l'Hôpital pour méningite et meurt le 14.

La question de la contagion est une des plus contestées. Et cependant le transport de la maladie par les régiments dans les garnisons où ils arrivent est indéniable.

A propos de l'épidémie des Landes, Lespès raconte l'histoire d'une famille dans laquelle le père, pris d'abord, communiqua la maladie à sa femme et à ses enfants; le cas de deux femmes soignant des malades et prises à leur tour, celui d'un jeune homme de 18 ans venant visiter un oncle moribond et succombant lui-même en 36 heures.

Richard cite des femmes atteintes en soignant des soldats; Laveran, des sous-officiers de garde à l'hôpital et contractant la maladie. De son côté, Colin fait remarquer que les régiments qui quittèrent Bayonne ont porté la maladie aux autres garnisons de France et en Algérie, et n'ont rien transmis sur leur passage au plateau central peu fourni de garnison; il donne, comme exemple de transmission sans contact, les cas qui ont éclaté autour de Bayonne en 1837.

Tandis que Broussais prétend que la maladie ne se transmet ni aux sœurs ni aux infirmiers, le professeur Vaillard, du Val-de-Grâce, dans une lettre qu'il m'adresse, déclare que la contagion est si évidente, qu'en Prusse on édicte des mesures pour l'éviter.

L'infection n'est pas niée par Laveran (*Article Épidémie du Dictionnaire de Dechambre*, XXV, p. 59). Il fait remarquer que la méningite, parfois limitée à quelques casernes, se dissémine d'autres fois sur une masse de démeures, comme à New-York, où elle frappa 990 malades dont 920 occupaient des maisons différentes.

Geschwind cite le 36e de ligne, atteint à Dax et à Bayonne en 1839 et 1840 et transportant la maladie à Montbrison (1840) et à Saint-Etienne (1841). Il cite, dans l'épidémie de 1897 à Bayonne, ce jeune homme gagnant la maladie en soignant son frère mourant. Cependant Geschwind, partisan convaincu de la contagion, pense que dans certaines villes les germes apportés jadis et endormis peuvent se revivifier. Ce serait de la contagion retardée. C'est la théorie du choléra d'Hauser, adversaire de la théorie hydrique.

Le transport de la maladie par le 18e léger, de Rochefort à Versailles, où ce régiment fut presque seul atteint, est incontestable. Et cependant Jaccoud, dans son allusion à l'*Histoire du régiment de Bayonne*, avance, sans justifier son assertion, que c'est un exemple pris à tort comme preuve de la contagion. Laveran, partisan de la contagion, cite le fait d'un soldat du 21e, arrivant le 21 février à Schlestadt, pris ce même jour et envoyé à l'Hôpital. Le 29, l'enfant d'un cabaretier, dont l'établissement est fréquenté par les soldats, est pris de méningite ; le 6 mars, c'est le tour des deux filles d'un boucher, fournisseur de la troupe ; une trentaine de cas se produisent.

Dans l'épidémie de Bade (1865), les cinq premiers cas frappent des recrues venues de Kœnigsberg, qui infectent des civils voisins de la caserne.

En 1837, le 26e et le 62e (61e d'après Geschwind), viennent de Perpignan et de Montpellier, où règne la maladie, à Constantine, où ils la transportent.

On trouvera d'ailleurs, dans l'excellent travail de Geschwind, de nombreux et indéniables exemples du transport de la maladie.

Quant au mode de contagion, la présence du méningo-coque de Weichselbaum dans les sécrétions nasales, la persistance de la virulence dans les microbes desséchés, nous renseignent. C'est vraisemblablement par les sécrétions nasales qui souillent les vêtements et le linge, ou par les crachats que peut se faire l'infection. (Jœger, *in Semaine méd.* 1895, p. 420).

C'est sur ces faits, constatés par d'autres observateurs, que Geschwind établit la prophylaxie et les moyens de s'opposer à la propagation de la méningite cérébrospinale.

§ XI

Je serai bref sur la symptomatologie, que l'on trouve très bien traitée dans les récents ouvrages de pathologie, et aussi dans les rapports sur les épidémies militaires de Broussais, Boudin et Faure-Villars.

L'un de ces symptômes, la céphalalgie, qui, d'après Tourdes, rendait les malades « enragés de douleur » s'est retrouvé chez tous les malades de notre épidémie de 1897. Je croyais qu'il ne s'était pas montré chez le mécanicien télégraphiste M..., le premier de nos cas civils, et que l'on a pu considérer comme un cas de diagnostic douteux. De nouveaux renseignements me permettent d'affirmer que la céphalalgie a existé chez lui. De plus, j'ai appris et consigné dans mon observation, que douze heures après sa mort, une matière purulente est sortie du nez et des yeux. Serait-ce, comme me l'a dit un de mes confrères, une raison pour repousser le diagnostic méningite ?

Mais Randolph a observé, 8 fois sur 25, des complications oculaires, et Mosny (*Debove et Achard*, t. IX), constate que le pneumocoque peut provoquer la formation du pus

3

sans que l'intervention d'un microbe pyogène soit néces-
saire.

Pour justifier le diagnostic du cas de M...., je pourrais
passer en revue les auteurs qui ont cité les cas rapides. Je
me bornerai à quelques mots.

Broussais dit que les cas foudroyants forment le quart
de ceux observés. Faure-Villars donne le cas d'un soldat
du 18e léger mort en une heure. Richard donne aux cas
subaigus la limite de trois à trente-six heures, qui permet
d'observer les symptômes essentiels : céphalalgie, convulsions, vomissements, raideur de la nuque, oppression,
collapsus.

Jaccoud a vu la mort arriver entre la troisième et la
douzième heure. Lemoine l'a vue survenir en douze
heures. Broussais cite des malades enlevés en quinze
heures ; l'autopsie révélait la purulence. Des cas foudroyants n'ont pas été rares dans l'épidémie des Landes (lettres
des maires d'après les souvenirs de vieillards). L'historique du 18e léger constate qu'un tiers des cas fut fou-
droyant.

§ XII

Les deux théories, celle de l'inflammation et celle du
typhus, mirent en présence, dans l'épidémie des Landes,
deux méthodes de traitement.

Le docteur Serres, qui soutenait la première, employa la
saignée générale et locale (1), les applications froides, les
révulsifs. Un pharmacien de 87 ans, témoin de l'épidémie
de 1837, à Villeneuve (Landes), déclare avoir vu réussir les

---

(1) L'historique du 18e léger attribue à la saignée la guérison du tiers des malades dans l'épidémie de Versailles.

applications de pommade de Gondret sur la colonne vertébrale. Le traitement par la saignée était déjà combattu
par Boudin qui, dans l'épidémie de Lille, avait vu que les
malades guéris étaient ceux qui avaient été le moins
saignés.

L'autre méthode employée dans les Landes était la
méthode antispasmodique. Le docteur Hiart, qui traite
longuement, dans sa lettre, de la nature typhique de l'épidémie, combattait la maladie par l'emploi d'une mixture
composée à parties égales de teinture de castoreum et
d'éther. Mais l'affirmation de ses 11 cas de guérison sur
12, obtenues par ce traitement, aurait dû s'appuyer sur
des observations bien prises.

D'autres remèdes ont été mis en usage : les applications
froides sur la tête, le tartre stibié en lavage, les révulsifs
(poussés jusqu'à la suppuration longuement continuée
sous peine de mort, d'après Hiart), le sulfate de quinine
(Broussais, Lalanne), bien que Lespès nous dise qu'il a été
souvent nuisible dans une épidémie qui était cependant
en plein foyer de fièvres palustres.

Trouillet et Esprit, qui ont récemment étudié la maladie
à l'Hôpital militaire de Grenoble, ont employé le chloral,
l'antipyrine, la morphine (recommandée aussi par Broussais, Richard, Lespès), la caféine avec les laxatifs ; la digi-
tale leur a été utile en cas de tachycardie, les bains à 39°
et 40° ont été employés.

On a vu plus haut, dans les lignes consacrées à notre
épidémie de 1897, les guérisons que mes confrères Rosenthal et G. Lasserre attribuent à l'emploi du sérum artificiel
qui avait été employé à l'hôpital militaire, dès le début de
l'épidémie de la garnison, par M. le médecin-major Cahier,
professeur agrégé au Val-de-Grâce, avec un certain succès.

On a aussi essayé du sérum pneumococcique et celui d'un convalescent de la maladie.

Leyden a trouvé du soulagement dans la ponction lombaire. Cette ponction est, d'ailleurs, en usage en Allemagne pour le diagnostic, et fait découvrir dans le liquide extrait le bacille de Weichselbaum (Leyden, Führbringer, Heubner, Shirer, 1896).

§ XIII

Le chiffre de la mortalité a grandement varié suivant les années et les villes. Ziemssen admet comme minimum 20 %.

L'épidémie de Rochefort, en 1839, donna la proportion de 80 %, tandis que la même année, l'épidémie de Versailles ne donna que 42 % (Lefèvre, Laveran, Colin), Richard, qui ont un relevé spécial, trouva une mortalité de 61 % chez les militaires, de 65 chez les civils. Jaccoud donne les chiffres extrêmes de 33 à 75. Il trouve la mortalité plus grande chez les hommes de la population civile et aussi chez les enfants de moins de dix ans.

Laveran dit que la mortalité qui, dans les périodes françaises et suédoises, a été de 60 % s'est réduite à 15, à 20 dans les pays tels que l'Amérique et l'Allemagne, où le nombre des cas abortifs a été relativement très grand (cependant Colin trouve à New-York une mortalité de 76 %). Hirsch dit que la mortalité est d'autant plus élevée que l'âge du malade l'est moins. Et il cite une épidémie qui a présenté une mortalité de 88 % chez 770 enfants de moins de dix ans.

A Douera, la mortalité a atteint le chiffre considérable de 90 %.

Faure-Villars apprécie, dans son rapport, la mortalité par période de la maladie. Sur un nombre de 29 décès, il en trouve huit au premier jour, cinq au deuxième, quatre au troisième, cinq au quatrième, sept au cinquième.

Dans l'épidémie de Bayonne de 1897, deux civils sont morts sur quatre, et trois militaires ont succombé sur douze atteints, dont quatre de diagnostic douteux (Geschwind).

§ XIV

La bibliographie de la méningite cérébrospinale épidémique est très nombreuse, surtout depuis 1887, et on la trouvera indiquée dans les livres récents de médecine interne. Je ne veux donner ici que la liste des recueils ou traités qui m'ont servi pour les épidémies de 1837 et 1897 :

Broussais. — *Histoire des épidémies de méningite cérébrospinale* qui ont régné dans les différentes garnisons de France, depuis 1837 jusqu'à 1842. (*Recueil de mémoires de médecine militaire*, 1re série, t. LIV, pp. 1 à 208.

Boudin. — *Résumé des documents envoyés au Conseil de santé des armées sur la méningite cérébrospinale épidémique. Recueil des mémoires de médecine militaire*, 2e série, t. IX, pp. 1 à 126.

Boudin. — *Traité de Géographie et de Statistique médicale*, t. II, p. 564.

Cayrel. — *Société de médecine de Toulouse*, comptes rendus, 1842.

Claverie. — *Méningite cérébrospinale, Thèse de Bordeaux*, 1886.

Colin. — *Traité des maladies épidémiques*, 1879, p. 668.

Faure-Villars. — *Histoire de l'épidémie de méningite céré-*

brospinale de Versailles en 1839 (*Mémoires de médecine militaire*, t. XLVIII, 1840).

Gazette médicale de Paris, 1838.

Jaccoud. — *Traité de pathologie interne*, 6e édition.

Laveran. — *Article méningite cérébrospinale du Dictionnaire de Dechambre*.

Laveran. — *Traité des maladies et des épidémies des armées*, p. 415.

Lefèvre. — *Annales maritimes et coloniales*, 1840, avril, t. II, p. 133.

Recherches historiques de la maladie qui a régné au bagne de Rochefort (méningite cérébrospinale) pendant les premiers mois de l'année 1839. (Tirage à part, Imprimerie royale).

Mosny *in* Debove et Achard. — *Manuel de médecine*, t. IX.

Piorry. — *Rapport sur les épidémies qui ont régné en France en 1836, 1837 et 1838. (Mémoires de l'Académie de médecine*, t. VII, p. 141).

Richard. — *Article typhus, du Dictionnaire* de Jaccoud.

ADDITION

31 décembre. — Ce travail a été écrit en octobre.

Dans les derniers jours de décembre, six militaires, casernés au Château-Neuf, sont entrés à l'hôpital pour méningite cérébrospinale ; trois ont succombé.

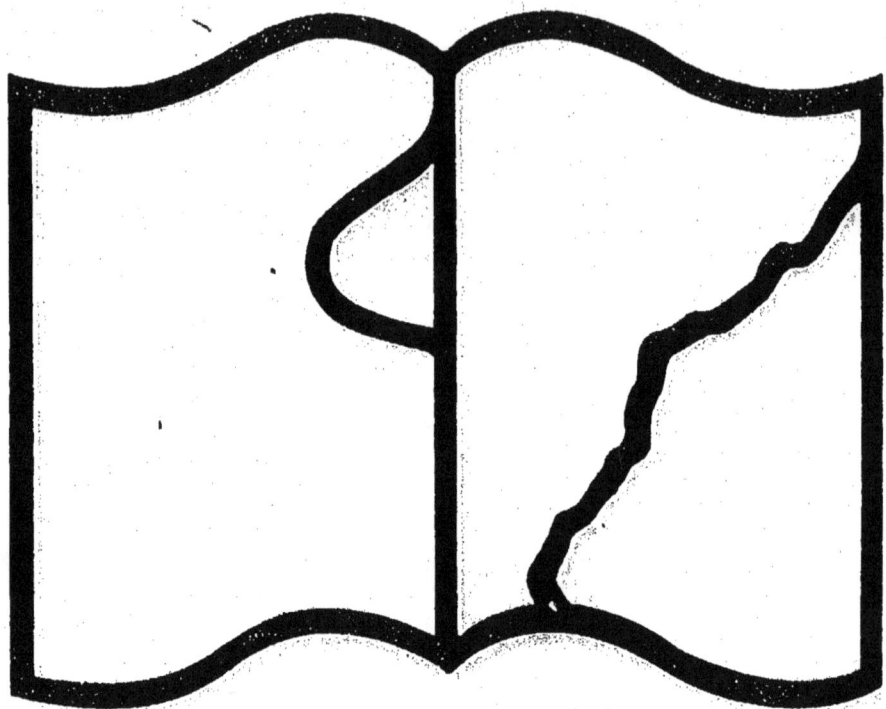

Texte détérioré — reliure défectueuse

NF Z 43-120-11